BEI GRIN MACHT SICH IHR WISSEN BEZAHLT

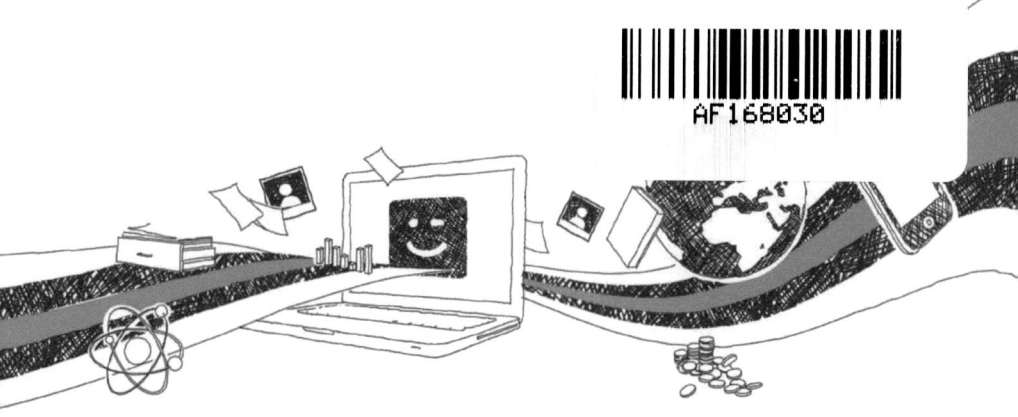

- Wir veröffentlichen Ihre Hausarbeit, Bachelor- und Masterarbeit

- Ihr eigenes eBook und Buch - weltweit in allen wichtigen Shops

- Verdienen Sie an jedem Verkauf

Jetzt bei www.GRIN.com hochladen und kostenlos publizieren

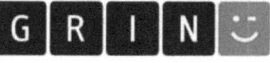

Kaufen oder Leasen von Kraftfahrzeugen in der ambulanten Pflege. Beschaffung und Finanzierung von KFZ

Ana Rudolphi

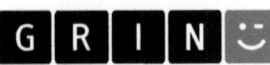

Bibliografische Information der Deutschen Nationalbibliothek:

Die Deutsche Nationalbibliothek verzeichnet diese Publikation in der Deutschen Nationalbibliografie; detaillierte bibliografische Daten sind im Internet über http://dnb.d-nb.de abrufbar.

ISBN: 9783346392060
Dieses Buch ist auch als E-Book erhältlich.

Alice Salomon Hochschule Berlin

University of Applied Sciences

Beschaffung und Finanzierung von Kraftfahrzeugen in Unternehmen der ambulanten Pflege

Kaufen oder leasen - womit fährt man besser?

Studiengang:	Bachelor-Studiengang Gesundheits- und Pflegemanagement
Modul:	G 2500 / G3300 20201 Recht im Gesundheitswesen
Art der Arbeit:	Hausarbeit
Semester:	2./3. Semester, Sommersemester 2020
Studierende*r:	Ana Rudolphi
Abgabedatum:	18.06.2020

Zusammenfassung

Für jeden der aktuell ca. 14.000 ambulanten Pflegedienste in Deutschland ist
Der häufigste Fall bei der Beschaffungsfinanzierung von Fuhrpark für kleinere Pflege-
dienstambulanzen wird das Leasing sein. Gleichbleibende Leasingraten und damit planbare
Kosten ohne einen Anzahlungsbetrag schonen die betriebliche Liquidität und werden daher
als große Vorteile gesehen. Mittlere und größere Pflegeunternehmen könnten eher für den
Kauf mit oder sogar ohne Kreditfinanzierung optieren, da sie wegen ihres größeren KFZ-
Bestands deutlich flexibler sind im Einsatz der Fahrzeuge und auch bei ihren finanziellen
Möglichkeiten, wodurch sie bei Preisverhandlungen deutlich besser agieren können. Auch bei
der Besicherung eines Darlehns können sie durch ihr größeres Vermögen mehr Sicherheiten
bieten.

Neugegründete, also junge Pflegedienstambulanzen, könnten sich eher für den Kauf auf
Kredit entscheiden, wenn es um den Aspekt geht, flexibel bei der Anlagezeit für den Fuhrpark
zu bleiben. Sollte aufgrund des Pflegenotstands der Personalbedarf nicht gedeckt werden können, ist eine vorfristige Beendigung eines Leasingvertrages meist nicht möglich; ein Verkauf
eines gekauften Kraftfahrzeugs und die vorfristige Darlehnsrückzahlung jedoch schon.

Im Rahmen dieser Arbeit werden die Finanzierungsarten Kredit und Leasing dargestellt,
die Unternehmen in der ambulanten Pflege bei der Beschaffung eines Fuhrparks zur Verfügung stehen. Hierzu werden allgemeinrechtliche Grundzüge des Kaufs auf Kredit und des
Leasings sowie deren Risiken und Vorteile beschrieben. Die notwendigen Kreditsicherungs-
arten, die eine Bank als Darlehensgeber fordert, werden dargestellt. Anschließend werden die
wichtigsten Aspekte erörtert, die bei der unternehmerischen Entscheidung helfen können,
zwischen Leasing und Kauf auf Kredit zu wählen.

Wegen des hohen Einstandspreises und der oft recht hohen Miete einer Batterie können Elektroautos heute noch nicht auf dem Markt für KFZ der Pflegeambulanzen mithalten,
allerdings sind in deutschen Großstädten schon Elektrofahrräder in ambulanten Pflegediensten im Einsatz.

Inhaltsverzeichnis

1   Einleitung

In Deutschland beträgt die Zahl der ambulanten Pflegedienste aktuell rund 14.000 mit 390.000 Erwerbstätigen (vgl. BGM 2019, S. 11 f.). Die meisten sind Klein- und Kleinstbetriebe und sie alle sind von einem funktionierenden und bezahlbaren Fuhrpark abhängig. Diese hohe Zahl macht deutlich, warum es bei vielen Autoherstellern und Leasinggesellschaften spezielle Kauf- und Leasingangebote für ambulante Pflegedienste im Bereich der Angebote für gewerbliche Kunden gibt. (vgl. Beispiele: PEUGEOT, SEAT, AUTOZENTREN PRECKEL)

Wer sich mit Geschäftsgründungsmodellen für kleine Unternehmen in der Pflege beschäftigt, kommt um die ambulante Pflege nicht herum. Wegen des demographischen Wandels gibt es zumeist kein Problem bei der Akquise von Kunden. Die beiden wesentlichen unternehmerischen Entscheidungsfelder bewegen sich eher im Bereich der Rekrutierung von Pflegekräften, was hier nicht weiter thematisiert wird. Andererseits soll hier das Entscheidungsfeld für die kosten- und risikogünstigste Beschaffungsoption für den betriebsnotwendigen Fuhrpark mit rechtlichem Schwerpunkt im Vordergrund stehen, also Kauf auf Kredit oder Leasing. Natürlich sei es günstiger für ein Unternehmen der Pflegeambulanz den Fuhrpark zu leasen, sagt die Leasingindustrie (vgl. Bundesverband Deutscher Leasing-Unternehmen (BDL) S. Leasingvorteile). Keine Anzahlung und gleiche monatlichen Leasingraten als Flatrate mit KFZ-Vollversicherung schonten die Liquidität des jungen Unternehmens und eine Risikoversicherung für die Restwerte beim Rückkauf rundeten das Bild positiv ab. Welcher Kauf auf Kredit mit den unübersichtlichen verschiedenen Sicherungsverträgen der kreditgebenden Banken und ihren Auflagen für Versicherungen komme da mit, ist die implizite Weiterführung der Werbeaussage der Leasingindustrie. Hier wird also den Fragen nachgegangen, welche Finanzierungsarten bei der Fuhrparkbeschaffung Unternehmen in der ambulanten Pflege zur Verfügung stehen. Welche Kreditsicherungen werden verlangt? Welche Risiken haben die verschiedenen Finanzierungsarten und gibt es Versicherungsmöglichkeiten gegen die Risiken? Welche wesentlichen Aspekte sind bei der Entscheidung Leasing oder Kaufen von Bedeutung?

Zunächst wird in dieser Arbeit auf die Methode dieser Arbeit eingegangen. Die vertragsrechtliche Einordnung der verschiedenen Beschaffungsoptionen beginnt mit dem Kauf auf Kredit mit den notwendigen Kreditsicherungen. In den nächsten beiden Abschnitten werden ausführlich das Leasings von Kraftfahrzeugen sowie die finanziellen Auswirkungen behandelt. Die Darstellung von Betriebs- und Ausfallrisiken und die Möglichkeiten, diese evtl. durch Versicherungen abzudecken wird danach näher beschrieben. Die Aspekte, die bei der Entscheidung in der Praxis zwischen Leasing und Kauf auf Kredit zu beachten sind, werden im folgenden

Kapitel erläutert. Die Diskussion der Ergebnisse sowie ein Fazit mit Ausblick bilden den Abschluss dieser Arbeit.

Um den Rahmen dieser Arbeit nicht zu sprengen, werden die Fragen nach dem Gebrauchtwagenleasing, dem Operate-Leasing, Spezialleasing und auch der Kauf mit eigenen finanziellen Mitteln bzw. die Möglichkeit der Eigenfinanzierung außer Acht gelassen. Im Rahmen der Erörterungen zum Kaufvertrag wird auf die Ansprüche aus mangelhafter Lieferung eingegangen, nicht jedoch auf die verschiedenen Voraussetzungen der Mängelfreiheit gemäß § 434 BGB. Auch das Verbraucherleasing wird nicht erörtert, da es sich hier um Entscheidungen in einem Unternehmen handelt und daher die Verbraucherschutzvorschriften nicht greifen. Auch weitergehende steuerliche Auswirkungen auf Verkehrs- und Substanzsteuern, Ertragssteuern sowie Gewerbesteuern und Körperschaftssteuern sollen hier nicht behandelt werden. Mögliche Investitionszulagen, wie z.b. für Elektrofahrzeuge, bleiben ebenso außer Betracht.

2 Methode

Für die Sammlung der für diese Hausarbeit wichtigsten Daten und Informationen wurde eine Literaturrecherche durchgeführt. Diese Methode ist sinnvoll und ausreichend, um Grundlagen für diese Arbeit zu erhalten. Um einen Überblick über das Thema und konkret über die rechtlichen Zusammenhänge zu erzielen, wurde als erstes in der Datenbank OPAC der Bibliothek der Alice Salomon Hochschule unter den Schlagworten „ambulante Pflegedienste, Grundlagen Recht, Kaufvertrag, Kreditsicherung, Leasing" gesucht. Treffer wurden erzielt und drei grundlegende Bücher ausgewählt. In der juristischen Datenbank Juris.de wurde nach weiteren Literaturquellen recherchiert. Jedoch waren die Ergebnisse bis auf eines meist sehr speziell und deshalb eher wenig brauchbar. Weiter wurde in den Internet-Suchmaschinen Google und Google Scholar nach den o.g. Schlagwörtern gesucht, die Ergebnisse waren ebenfalls kaum zu gebrauchen. Zwecks weiterer Details zur Darlehensfinanzierung wurde auch auf den Internetseiten verschiedener Geschäftsbanken recherchiert. Die Suche nach konkreten Beispielen für Kredit- und Leasingverträge gestaltete sich schwierig. Internetanbieter verlangen entweder Gebühren in Höhe von ca. 60 Euro pro Blankovertrag, Autohäuser sind nur bereit, mit konkreten Angaben und persönlichen Daten rechtsverbindliche Angebote zu machen und geben keine Blankoformularverträge heraus. Es blieb also nur die Möglichkeit, im Bekanntenkreis konkrete Verträge durch Anonymisierung verwertbar für eine Auswertung zu machen. Im Anhang befinden sich die beschafften Vertragsbeispiele.

2

3   Kauf auf Kredit des Fuhrparks für einen ambulanten Pflegedienst

Der Kostendruck auf der Ebene der einzelnen ambulanten Pflegedienste steuert auch die betrieblichen Entscheidungen bei der Beschaffung des betriebsnotwendigen Fuhrparks. Kaufen
auf Kredit oder Leasen heißen dementsprechend die häufigsten Alternativen.

Um den Kaufvertrag im rechtlichen Sinn erklären zu können, werden zunächst einige
grundlegende Voraussetzungen für den Kaufvertrag erläutert: Die Vertragsfreiheit nach dem
Grundgesetz, die Personen im Rechtssinne und das Abstraktionsprinzip. Nach der Darstellung
des Kaufvertrags wird der Darlehensvertrag beschrieben, der den zweiten notwendigen Vertrag
in dieser Konstellation darstellt. In einem Kreditvertrag werden ausreichende Sicherheiten für
das Ausfallrisiko verlangt. Dies werden bei einem Kredit für den Kauf eines KFZ eine Sicherungsübereignung (vgl. Beispiel im Anhang 1) des gekauften Fahrzeugs und eine selbstschuldnerische Bürgschaft (vgl. Beispiel im Anhang 1) des Gesellschafters bzw. der Gesellschafter
des Pflegedienstes sein.

3.1   Vertragsfreiheit

Die Privatautonomie, also die Möglichkeit, Verträge frei auszuhandeln wird aus der im Grundgesetz garantierten allgemeinen Handlungsfreiheit (Art. 2 Abs. 1 GG) abgeleitet. Die Ab-
schlussfreiheit, ob und mit wem man einen Vertrag schließt, sowie die durch gesetzliche
Verbote beschränkte Inhaltsfreiheit und die durch gesetzliche Gebote definierte Formfreiheit
bestimmen die drei Teile der Vertragsfreiheit im deutschen Recht. Der Vertragsfreiheit gegenüber steht die Bindung an die im Vertrag eingegangenen Verpflichtungen, d.h., Verträge müssen eingehalten werden. (vgl. Klunzinger, 2011, S. 83 ff.)

3.2   Personen im Rechtssinne

Rechtsfähige Personen können nach herrschender Meinung Träger von Rechten und Pflichten
sein. Personen im Rechtssinne sind natürliche Personen (= Menschen) und juristische Personen
(vgl. Palandt 2020, S. 11) des Privatrechts und des öffentlichen Rechts; die letzteren kommen
in dieser Arbeit nicht zum Tragen. Juristische Personen des Privatrechts sind Rechtsgebilde
durch Zusammenschluss von natürlichen Personen oder Vermögensmassen mit eigener Rechts-
persönlichkeit und Haftungsbeschränkung auf das eigene Vermögen der juristischen Person.
(vgl. ebd., S. 25 f.) Im Bereich der Ambulanzpflege werden es vermutlich häufig die Unterneh-
mergesellschaft (haftungsbeschränkt) oder die GmbH sein.

3.3 Das Trennungs- und Abstraktionsprinzip

Bei der Veräußerung einer Sache werden zwei verschiedene Rechtsvorgänge, der Kaufvertrag als kausales Geschäft und die nachfolgende Übereignung als abstraktes Geschäft, voneinander getrennt. Der Inhalt des kausalen Geschäftes (z.B. Kauf oder Schenkung) ist eine Vermögens-verschiebung. Der Kaufvertragsabschluss verpflichtet die Personen zum Austausch von Leistungen, der Verkäufer soll die Sache übereignen und der Käufer den Kaufpreis zahlen. Vom kausalen Geschäft unabhängig ist das abstrakte Geschäft, weil es losgelöst vom Kausalgeschäft ist. Dies entspricht dem „Trennungsprinzip". Das deutsche Recht trennt also das Sachenrecht mit dem dinglichen Geschäft (der Übereignung) von dem der Übereignung zugrunde liegenden schuldrechtlichen Geschäft (dem Kaufvertrag). Die Erfüllung der Pflicht zur Übereignung der Kaufsache erfolgt nach den Vorschriften des Sachenrechts durch Einigung und Übergabe (§§ 929 ff. BGB). Warum die Eigentumsübertragung erfolgte (z.B. Kauf oder Schenkung) ist für dieses Rechtsgeschäft unerheblich. (vgl. Klunzinger 2011, S. 80 ff.)

Daraus ergibt sich die Frage, ob bei Nichtigkeit des schuldrechtlichen Geschäfts das dingliche Geschäft auch nichtig ist. Im deutschen Recht gilt das Abstraktionsprinzip, welches besagt, dass die Wirksamkeit des dinglichen von der Wirksamkeit des schuldrechtlichen Geschäfts unabhängig ist. Da dies jedoch zu einer unberechtigten Mehrung des Vermögens führt, wird über Ansprüche aus ungerechtfertigter Bereicherung nach §§ 812 ff. BGB ein Ausgleich herbeigeführt. (vgl. Klunzinger 2011, S. 525 f.)

Möglich ist es, dass sowohl der schuldrechtliche Vertrag als auch der dingliche Übereig-nungsvorgang Mängel z.B. fehlende Geschäftsfähigkeit (§ 104 BGB) aufweisen. In diesem Fall sind beide Vorgänge nichtig, was eine Ausnahme vom Abstraktionsprinzip darstellt (vgl. Klunzinger 2011, 525 f.)

3.4 Der Kaufvertrag

Verpflichtungsgeschäfte sind zwei- oder mehrseitige Rechtsgeschäfte, durch die eine Person gegenüber einer anderen eine Leistungspflicht übernimmt. Hierdurch entsteht ein Schuldver-hältnis. Daher spricht man hier auch von Schuldrecht. Eine Person schuldet also eine Leistung, d.h., es besteht ein Anspruch gegenüber dieser Person. (vgl. Palandt 2020, S. 82) Nicht nur der Kaufvertrag, sondern auch eine Reihe anderer Rechtsgeschäfte sind Verpflichtungsgeschäfte, z.B. Mietvertrag, Leasingvertrag, Darlehensvertrag. Verfügungsgeschäfte sind Rechtsge-schäfte, die ein Tun bezogen auf eine Sache beinhalten. Diese dinglichen Rechtsgeschäfte ha-ben durchweg verfügenden Charakter und gehören zum Sachenrecht. (vgl. ebd., S. 83) Die

Teilung in Verpflichtungsgeschäfte und Verfügungsgeschäfte ist nicht umfassend, da es z.B. auch die Vollmachtserteilung, die Einwilligung bzw. Genehmigung als Hilfsgeschäfte gibt, die sich weder in die eine noch in die andere Kategorie einteilen lassen. (vgl. ebd., S. 83)

Der Kaufvertrag – das Verpflichtungsgeschäft - ist also ein zweiseitiges Rechtsgeschäft, das zwischen zwei Personen - Verkäufer und Käufer - entsteht. Die Personen im Kaufvertrag handeln

a) als Verkäufer, dieser wird bei Neufahrzeugen in den meisten Fällen ein KFZ-Hersteller oder -Händler sein, oder

b) als Käufer, hier ein Pflegedienst, der durch den Inhaber oder bei juristischen Personen, wie z.B. UG, GmbH, durch einen (oder mehrere) Geschäftsführer vertreten wird.

Gemäß § 433 Abs. 1 BGB entstehen dem Verkäufer als vertragstypische Pflichten die Übergabepflicht bezogen auf die Kaufsache sowie die Pflicht dem Käufer das Eigentum an der Sache zu verschaffen; außerdem muss er dem Käufer die Sache frei von Sach- und Rechtsmängeln verschaffen. In § 433 Abs.2 BGB sind die Pflichten des Käufers fixiert, nämlich die Zahlung des vereinbarten Kaufpreises sowie die Abnahme der gekauften Sache.

Das Zustandekommen eines Kaufvertrags erfordert als Tatbestandmerkmale zwei übereinstimmende und rechtlich wirksame Willenserklärungen, ein Angebot (Antrag) und die Annahme des Angebots (§§ 104 ff. BGB). Liegen alle Merkmale eines Rechtsgeschäfts vor (= Tatbestandserfüllung „wenn"), entsteht das Rechtsgeschäft (= Rechtsfolge „dann"). Die Willenserklärungen werden nach § 130 BGB ab Zugang wirksam, also sobald sie in den Machtbereich des Empfängers gelangt sind. Wenn die Willenserklärungen nicht befristet werden, sind sie nur solange verbindlich wie eine Antwort unter regelmäßigen Umständen erwartet werden kann. Erfolgt die Annahme eines Angebots erst nach Ablauf der gesetzten Frist oder nach der Zeit, in der unter regelmäßigen Umständen eine Antwort erwartet werden kann, handelt es sich um ein (Gegen-) Angebot, also einen neuen Antrag, der angenommen werden kann oder nicht; gleiches gilt bei der Abänderung des Antrags. (§§ 146 ff. BGB)

Der Antrag kann entweder eine Bestellung des Käufers und die Annahme eine Auftragsbestätigung des Verkäufers sein oder aber ein verbindliches Angebot des Verkäufers und eine Bestellung des Käufers als Annahme dieses Angebots. Durch den Abschluss des Kaufvertrages verpflichten sich die Vertragspartner rechtlich verbindlich.

Die Rechte des Käufers bei Mängeln an der Kaufsache sind in § 437 BGB geregelt, der nicht zwischen Sachmangel (§ 434 BGB) und Rechtsmangel (§ 435 BGB) unterscheidet, sondern von „mangelhaften" Sachen spricht. Folgende Rechte ergeben sich aus § 437 BGB: Vorrangig ist der Anspruch auf Nacherfüllung aus den §§ 437 Nr. 1, 439 BGB, weil gemäß § 281 Abs. 1 S. 1, § 323 Abs. 1 BGB die anderen Ansprüche grundsätzlich den erfolglosen Ablauf einer gesetzten Frist verlangen. Nachrangig kann der Käufer entweder vom Kaufvertrag zurücktreten, was sich aus den §§ 437 Nr. 2, 440, 323, 326 Abs. 5 BGB ergibt; er kann auch den Kaufpreis mindern nach §§ 437 Nr. 2, 441 BGB. Laut §§ 437 Nr. 3, 440, 280, 281, 283, 311 a Abs. 2 BGB kann der Käufer auch Schadenersatz oder nach § 284 BGB Ersatz vergeblicher Aufwendungen verlangen. (vgl. Langkamp 2019, S. 5)

3.5 Kreditsicherungen beim Kauf auf Kredit

Neben dem Kaufvertrag schließt der Käufer als Darlehensnehmer einen Darlehensvertrag über die benötigte Kaufsumme mit einer Bank als Darlehensgeber ab. In § 488 Abs. 1 BGB sind die darlehenstypischen Vertragspflichten geregelt. Der Darlehensgeber ist verpflichtet, dem Darlehensnehmer einen vereinbarten Geldbetrag zur Verfügung zu stellen. Der Darlehensnehmer ist verpflichtet, einen geschuldeten Zins zu zahlen und bei Fälligkeit das zur Verfügung gestellte Darlehen zurückzuzahlen. Wenn für die Rückzahlung keine Zeit bestimmt ist, so hängt die Fälligkeit nach § 488 Abs. 3 BGB davon ab, dass der Darlehensgeber oder der Darlehensnehmer kündigt. Heutzutage wird i.d.R. eine gleiche monatliche Zins- und Tilgungsrate (=Annuitätenkredit) vereinbart.

3.5.1 Kauf unter Eigentumsvorbehalt

Wegen des Abstraktionsprinzips im deutschen Recht ist beim Kaufvertrag die Vereinbarung eines Eigentumsvorbehalts für den Verkäufer dann sehr wichtig, wenn es sich um einen Kreditkauf handelt. Das Kreditgeschäft führt zur Vorleistung; das bedeutet, dass der Verkäufer sofort liefert, jedoch der Käufer erst zu einem späteren Zeitpunkt zahlt. Wenn kein Eigentumsvorbehalt vereinbart worden wäre, würde der Käufer nach § 929 ff. BGB in der Regel durch Einigung und Übergabe Eigentümer der Kaufsache, und zwar auch bei Nichtzahlung oder teilweiser Nichtzahlung des Kaufpreises. Das Kreditsicherungsmittel des Warenkreditgebers (Verkäufers) ist der Eigentumsvorbehalt. Erst wenn der Vollpreis bzw. die letzte Rate gezahlt ist, kommt es zur Übereignung; d.h., der Besitzer erwirbt erst dann das Eigentum. In § 449 Abs. 1 BGB wird der Begriff des Eigentumsvorbehalts wie folgt beschrieben: Die Übertragung des Eigentums erfolgt unter der aufschiebenden Bedingung der vollständigen Zahlung des Kaufpreises. Gemäß Abs. 2 kann der Verkäufer nur nach einem Rücktritt vom Vertrag unter den

Voraussetzungen des § 323 BGB vom Käufer die Sache herausverlangen. (vgl. Klunzinger 2011, S. 360 ff.)

3.5.2 Sicherungsübereignung

Die Sicherungsübereignung dient der Sicherung einer Forderung. Der Sicherungsnehmer, auch Gläubiger genannt, erhält treuhänderisches Eigentum. Das Sicherungsgut wird zur Absicherung des Darlehens vom Sicherungsgeber an den Sicherungsnehmer übereignet. Die Rechtsbeziehungen zwischen den beiden ergeben sich aus dem zwischen ihnen geschlossenen Sicherungsvertrag. Wesentliches Merkmal ist die Vereinbarung eines Besitzkonstituts, das die Übergabe bei der Eigentumsübertragung gemäß § 930 BGB ersetzt. Durch die Vereinbarung eines Besitzmittlungsverhältnisses im Sicherungsvertrag wird festgehalten, dass der Sicherungsgeber (unmittelbarer) Fremdbesitzer für den Sicherungsnehmer als (mittelbarem) Eigentümer sein soll. Erfüllt der Sicherungsgeber seine Zahlungsverpflichtungen nicht, darf der Sicherungsnehmer (Gläubiger) die Herausgabe des Sicherungsguts (hier das KFZ) verlangen und verwerten, eine öffentliche Versteigerung ist nicht nötig. Bei vollständiger Kreditrückzahlung wird der Kreditnehmer automatisch Eigentümer. Der Sicherungsgeber (Schuldner) muss pfleglich mit dem Sicherungsgut umgehen. Bei einem Kraftfahrzeug ist wegen der Gefahr des Untergangs (Diebstahl oder Totalschaden) eine entsprechende Voll-Kaskoversicherung abzuschließen und der KFZ-Brief als Sicherheit zu übergeben, um eine Übertragung des Eigentums an einen anderen zu verhindern. (vgl. Klunzinger 2011 S. 548 f., 586 f.) Der Kreditnehmer als Sicherungsgeber kann also das finanzierte Fahrzeug wirtschaftlich nutzen. Die Sicherungsübereignung wird nach außen nicht bekannt, während der Kreditgeber als Sicherungsnehmer im Zweifel eine schnelle Verwertung vornehmen kann und eine relativ sichere Risikoabdeckung erreicht.

3.5.3 Bürgschaft

Die kreditgebenden Banken verlangen in ihren Darlehensverträgen eine selbstschuldnerische Bürgschaft des bzw. der Gesellschafter als zusätzliche persönliche Haftung, um den persönlichen Einsatz bei der Kreditrückzahlung zu erhöhen.

Der Bürge - hier: der Gesellschafter - steht gemäß § 765 BGB für die Verbindlichkeiten eines Dritten – hier: das ambulante Pflegeunternehmen als juristische Person - gegenüber dem Gläubiger – hier: dem Kreditinstitut - ein. Eine Bürgschaft kommt nach § 766 BGB durch schriftliche einseitige Bürgschaftserklärung des Bürgen zustande. Im Gegensatz zur Ausfallbürgschaft kann der Gläubiger bei einer selbstschuldnerischen Bürgschaft auf das gesamte Vermögen des Bürgen zugreifen, ohne dass der Bürge die Möglichkeit der Einrede der Vorausklage nach § 771 BGB hat. Für die kreditgebende Bank entfällt also das mühselige und zeitraubende Verfahren, zunächst den Hauptschuldner zu verklagen. (vgl. Klunzinger 2011, S. 461 ff.)

4 Leasing

Leasing ist zu einer unverzichtbaren Säule der Unternehmensfinanzierung geworden. Mehr als 50 Prozent aller außenfinanzierten Investitionen werden über Leasing verwirklicht. (vgl. Bundesverband Deutscher Leasing-Unternehmen (BDL) 2020, S. Marktbedeutung)

Viele Unternehmen erwerben Fahrzeuge oder andere Betriebsmittel nicht durch Kauf, sondern sichern sich die Nutzung dieser Objekte für einen bestimmten Zeitraum durch Leasing. Nicht die rechtliche Stellung des Eigentums, sondern die Möglichkeit der Nutzung sind entscheidend. In seiner heutigen Form ist Leasing eine interessante Sonderform der Fremdfinanzierung, eine Finanzierungsalternative ohne Bankkredit. Der Einsatz von Leasing ist für jedes Wirtschaftsgut denkbar, wobei vorrangig immer noch Kraftfahrzeuge, Immobilien, Produktionsanlagen, EDV-Einrichtungen und Büroausstattungen finanziert werden. Jedoch wird Leasing auch in einer Reihe untypischer Projekte eingesetzt: Leasing von Pferden bei der Polizei Nordrhein-Westfalen, Leasing von Rettungshubschraubern oder auch Leasing von Löwen in einem Safaripark. (vgl. Bach 2010, S. 2)

Leasing (to lease engl. = mieten,) ist die zeitliche Überlassung eines Investitionsgutes zur Nutzung gegen Entgelt. Hierbei verbleibt das Leasinggut im Eigentum der Leasinggesellschaft. Nach einer vereinbarten Nutzungsdauer kann das Leasinggut zum Restkaufpreis übernommen oder an die Leasinggesellschaft zurückgegeben werden. Insbesondere Kraftfahrzeuge, IT-Anlagen und Telekommunikationsausrüstungen eignen sich für eine Leasingfinanzierung. Der Unterschied zwischen Leasing und Miete besteht darin, dass der Nutzer des Leasingobjekts alle Rechte, Risiken und Pflichten hat, die bei der traditionellen Miete in der Regel der Vermieter trägt. (vgl. v. Westphalen in: v. Westphalen 2015, A. Rn 82) Leasing stellt somit eine Alternative zum Kauf mit Bankdarlehen dar.

4.1 Rechtliche Struktur des Leasings

Leasing bedeutet, dass ein Leasingnehmer einen Vertrag - in diesem Fall die Gebrauchsüberlassung von Fahrzeugen - mit einem Leasinggeber abschließt. Dieser Vertrag ist im BGB nicht als gesonderte Vertragsart enthalten, sondern hat sich im Laufe der Jahre durch Rechtsfortentwicklung als Mischform von Miete, Kauf und Darlehen gebildet. Der Mietkauf dagegen kombiniert nur Miete und Kauf, wobei der Mietkäufer sich verpflichtet, die Mietsache unter Anrechnung der bis dahin gezahlte Miete auf den vorbestimmten Kaufpreis zu erwerben (vgl.

Klunzinger 2011, S. 368 f.) Es handelt sich um einen Leasingvertrag, wenn der Leasinggeber dem Leasingnehmer gegen ein in Raten gezahltes Entgelt eine Sache zum Gebrauch überlässt. Die Gefahr bzw. Haftung für Instandhaltung, Sachmängel, Untergang und Beschädigungen an der Sache sind allein vom Leasingnehmer zu tragen, da die Gewährleitungsansprüche des Leasinggebers an den Leasingnehmer abgetreten werden. Der Leasingvertrag ist daher nach herrschender Meinung ein atypischer Mietvertrag. (vgl. Palandt 2020, S. 774)

4.2 Finanzierungs-Leasing

Es gibt viele verschiedene Vertragsarten des Leasings, die sich deutlich unterscheiden. Die häufigste Beschaffungsentscheidung für ein Dienst-KFZ eines Pflegedienstes ist das Finanzierungs-Leasing. Hier werden dem Leasingnehmer die Wirtschaftsgüter, die er im Voraus beim Hersteller oder Händler ausgewählt hat, gegen Entgelt zum Gebrauch überlassen. Die Sach- und Preisgefahr trägt der Leasingnehmer. Die Gewährleistungsansprüche gegenüber dem Hersteller oder Lieferanten tritt der Leasinggeber an den Leasingnehmer ab, d.h., weist das Leasinggut z.B. einen Mangel auf, so muss der Leasingnehmer die Gewährleistungsansprüche gegen den Hersteller oder Lieferanten durchsetzen. In dieser Form des Leasings wird eine längere und feste Grundmietzeit vereinbart, die in der Regel zwischen drei und sieben Jahre beträgt und von beiden Seiten grundsätzlich nicht kündbar ist. Während dieser Zeit bezahlt der Leasingnehmer dem Leasinggeber den Kaufpreis in Raten sowie dessen anteilige Geschäftskosten, Zinsen, Kreditrisiko und Gewinn. (vgl. Klunzinger 2011, S. 427) Beim Finanzierungs-Leasing steht die Finanzierung im Vordergrund. In der Regel führt der Leasingnehmer die Kaufverhandlungen mit dem Hersteller/Lieferanten des fraglichen Gegenstandes, der anschließend von einem Finanzierungsunternehmen (Leasinggeber, Leasinggesellschaft) gekauft und an den Leasingnehmer zur längerfristigen Nutzung überlassen wird. Natürlich kann auch ein vom Leasingnehmer gekaufter Gegenstand an den Leasinggeber übereignet oder die Leasinggesellschaft vom Lieferanten zur Absatzförderung eingeschaltet werden. Im KFZ-Leasing wird die Absatzförderung mit entsprechenden Preisabschlägen immer häufiger. (vgl. Heyd/Nemet in: v. Westphalen 2015, B. Rn 7) Ist der Hersteller oder Händler gleichzeitig Leasinggeber spricht man von Hersteller- oder Händlerleasing, das häufig zur Absatzförderung von KFZ genutzt wird. In diesem Fall fehlt das typische Dreieckverhältnis (Hersteller/Händler, Leasinggeber, Leasingnehmer) des Leasingvertrages. Ansonsten handelt es sich um Finanzierungs-Leasing. (vgl. v. Westphalen in: v. Westphalen 2015, A. Rn 76/77)

4.3   Praktischer Ablauf beim Leasing

Nachdem ein Pflegedienst sich nach eigenen Interessen und Vorlieben ein oder mehrere Autos ausgesucht hat, müssen Anbieter gefunden werden, die das KFZ-Leasing ermöglichen, um einen Preisvergleich durchführen zu können. Dies können Leasinggesellschaften sein, die mit einem Automobilhersteller oder -händler verflochten sind oder sogenannte freie Leasing-Gesellschaften. Die Finanzierungskonditionen sind abhängig vom Anbieter und variieren deutlich. Eine Sonderzahlung bei Beginn wird vereinbart, um damit die Höhe der Leasingraten zu variieren. Je höher diese Sonderzahlung desto niedriger werden die Leasingraten. Die günstigsten Angebote werden häufig von den mit Herstellern verflochtenen Unternehmen kommen, da sie aus absatzpolitischen Gründen zumeist größere Preisabschläge in ihre Kalkulationen einrechnen können. (vgl. v. Westphalen in: v. Westphalen 2015, A. Rn 76)

Der Leasingvertrag berechtigt den Leasingnehmer gegen Zahlung der Leasingraten bis zum Ablauf der Leasingzeit zur Nutzung. Läuft der Vertrag ab, wird das Auto an den Leasinggeber, seinem rechtmäßigen Eigentümer, zurückgegeben oder kann, je nach weiterer Vereinbarung, verlängert oder gegen die Zahlung eines Restwertes erworben werden. Der kalkulierte Restwert muss nicht dem Kaufpreis des Fahrzeuges entsprechen.

5   Entscheidungsaspekte bei Kauf auf Kredit und Leasing

Die Bewertung wesentlicher Aspekte für eine betriebliche Entscheidung über Kauf auf Kredit oder Leasing sollte über den gesamten Zeitraum der geplanten Nutzung erfolgen. Im Vordergrund stehen Auswirkungen auf die Unternehmensliquidität sowie alle weiteren Kosten und Risiken beim Betrieb und beim Wiederverkauf im Vergleich mit den Gesamtkosten und Risiken des Leasings. Außerdem ist es notwendig, die steuerlichen Auswirkungen eines Eigentumserwerbs bzw. des Leasings von langfristig genutzten Anlagegütern auf die betrieblichen Aufwendungen und damit auf das Betriebsergebnis zu untersuchen. (vgl. Nuri 2016, S. 38 f.) Wawrik schätzt, dass ca. 60 % der Dienst-KFZ der Pflegedienste geleast sind. „Für ‚Spezialfahrzeuge' wie z.B. ein Transporter mit Hebebühne für eine Tagespflege ist aufgrund der höheren Anschaffungskosten häufig der Kauf und langjähriges Nutzen über die übliche Leasingzeit hinaus wirtschaftlich sinnvoll." (Wawrik 2018)

5.1   Auswirkungen auf die Unternehmensliquidität

Im Vergleich zum Kauf wird beim Leasing von Dienst-KFZ kein Kapital gebunden. Dies ist ein gewichtiges Entscheidungsargument für das Leasing, denn die Unternehmensliquidität

bleibt erhalten. Beim Kauf dagegen wird das notwendige Kapital über die gesamte Nutzungszeit gebunden. Da beim Leasing heute in Zeiten des Nullzinses keine Sonderzahlung (Anzahlung) mehr vereinbart wird, wie es noch vor wenigen Jahren üblich war, wird die Liquidität des
Unternehmens beim Leasing geschont. Das Kapital steht daher für andere wichtige Finanzie-
rungsentscheidungen zur Verfügung oder verbessert auch das Rating für die Unternehmensbe-
urteilung bezüglich des Eigenkapitals. (vgl. Becker 2017, S. 43 f.) Die Umsatzsteuer der
Eingangsrechnung als Vorsteuer geltend zu machen, ist für ambulante Pflegedienste wegen ihrer Befreiung von der Umsatzsteuer kein Vorteil (vgl. Weinhardt 2015)

5.2   Gewährleistungsansprüche

Ein wichtiges Thema für Pflegedienste, die KFZ kaufen und diese nicht an den Händler zurück-
verkaufen können oder wollen, ist das Problem der Gewährleistung beim Verkauf an Privat.
Ein Pflegedienst ist kein Verbraucher und darf als Unternehmen beim Verkauf die Haftung
gegenüber Verbrauchern (vgl. Verbrauchsgüterkauf § 474 ff. BGB) nicht ausschließen. So hat
der Bundesgerichtshof in seinem Urteil vom 13.07.2011 (VIII ZR 215/10) entschieden: Ver-
kauft ein Unternehmen, das kein KFZ-Händler ist, seine KFZ an private Verbraucher, muss es
für Mängel wie ein Autohändler geradestehen. Das gilt auch für den Fall, dass das Unternehmen
jegliche Gewährleistung wie bei einem Privatverkauf üblich, ausgeschlossen hat. Dies bedeutet,
dass ein Verkauf an Privat (Mitarbeiter, Bevölkerung) immer in der Problematik späterer Haf-
tungs- und Mängelfragen steht. (vgl. BGH 2011) Daher birgt der Kauf von Dienst-KFZ für den
Pflegedienst immer ein nicht geringes Risiko beim Verkauf.

5.3   Hauptvorteil des Leasings

Für ambulante Pflegedienste besteht der größte Vorteil des Autoleasings darin, dass für einen
relativ kurzen bestimmten Zeitraum z.B. 36 Monate ein neues KFZ gefahren werden kann und
wieder zurückgegeben wird, bevor typischen Reparaturen anfallen. Ebenso muss nach dem
Vertragsende kein Käufer gesucht werden. Die Leasingkosten können steuerlich abgesetzt werden und die Mitarbeiter*innen können immer das neueste Modell fahren. (vgl. Wawrik 2018)

5.4   Gesamtkostenvergleich

Ein Argument für den Kauf von Dienst-KFZ ist, dass diese sich im Eigentum des Pflegedienstes
befinden und daher länger gefahren werden können und zudem - bei den derzeit extrem niedrigen Zinsen über die Gesamtlaufzeit betrachtet - häufig günstiger sind als geleaste Fahrzeuge.
Der Leasinggeber muss schließlich nicht nur seine Kosten ersetzt bekommen, sondern auch

Gewinn erwirtschaften. Als Eigentümer sind die Fahr- und Kilometerleistungen der einzelnen Dienst-KFZ unabhängig von einer Leasing-Vereinbarung. Außerdem kann durch den Verkauf von Dienst-KFZ kurzfristig die Liquidität des Unternehmens verbessert werden. (vgl. Binder o.J.)

5.5 Verkauf bzw. Rückgabe am Ende der Nutzungszeit

Für gekaufte KFZ gilt, dass ein Händler i.d.R. gebrauchte Pflegedienst-KFZ nur ungern zurücknimmt und wenn, dann nur mit einem enormen Preisabschlag, da üblicherweise viele verschiedene Mitarbeiter*innen damit gefahren sind und die Dienst-KFZ daher „verbraucht" sind. Die Kosten für die Aufbereitung und den Verkauf sowie für evtl. festgestellte Mängel werden in Form einer Reduktion des möglichen Kaufpreises bewertet. (vgl. Reuter 2020)

Beim Abschluss eines Leasing-Vertrages werden i.d.R. neben der Leasingrate und der Dauer des Leasings weitere Bedingungen aufgenommen. Oft wird eine Kilometerstandsgrenze ausgehandelt, die zum Zeitpunkt der Rückgabe und bei Überschreitung eine Ausgleichszahlung erforderlich macht. Weiterhin wird häufig ein Schadensheft vereinbart, in welchem Schäden dokumentiert werden müssen, zum einen solche, die als normaler Verschleiß und übliche Gebrauchsspuren bei Rückgabe kostenfrei sind, zum anderen diejenigen Schäden, die bei Rückgabe kostenpflichtig bewertet werden. Daher ist es sinnvoll und zu empfehlen, beim wirtschaftlichen Vergleich zwischen Kaufen und Leasen eine gewisse Reparatursumme für den Rückgabezeitpunkt einzuplanen. (vgl. Wawrik 2018)

Ebenso wird der spätere Restwert kalkuliert. Ist dieser zu hoch, hat der Leasingnehmer die Differenz zwischen marktüblichem Restwert und tatsächlichem Zeitwert nachzuzahlen. In der Regel kann der Leasing-Vertrag innerhalb der vereinbarten Leasingdauer nicht gekündigt werden. Solange der Leasingnehmer Besitzer des Fahrzeugs ist, muss er außerdem für Wartungsarbeiten, Reparaturen und Versicherungen eigenständig aufkommen, sofern diese nicht als „Paket" vereinbart worden sind und sich in der Höhe der Leasingrate niederschlagen. Wegen des hohen Verkaufsdruck am Automarkt wird immer häufiger mit Aussagen geworben wie „Sie müssen nur noch tanken!" D.h., alle Service- und Wartungsarbeiten werden in das Leistungsangebot des Leasinggebers in die Leasingrate aufgenommen. (vgl. Becker 2017, S. 44 f.)

5.6 Kreditfinanzierung beim Kauf ohne Anzahlung und mit garantierter Rückgabe

Die KFZ-Hersteller wollen so viele Autos wie möglich in den Markt drücken, um die Neuzulassungszahlen für ihre Modelle so hoch wie möglich zu halten. Daher gibt es immer häufiger auch Kaufangebote mit Kreditfinanzierung der verflochtenen KFZ-Banken (z.B. VW-Bank) ohne Anzahlung, mit monatlichen Zins- und Tilgungsraten und Rückgabeanspruch mit garantiertem Rücknahmepreis nach drei bis sieben Jahren. Damit ist hier ein Vertragsmodell vorhanden, mit dem für gewerbliche KFZ-Käufer die steuerlichen Vorteile des Kaufs mit den Zahlungsabflüssen des Leasings vergleichbar macht: Die steuerlichen Abschreibungen auf eine Nutzungsdauer von sechs Jahren auf den Fuhrpark gemäß AfA-Liste des Bundesfinanzministeriums (vgl. BFM 2000) können neben den Kreditkosten – nicht jedoch die Tilgungszahlungen – als betriebsbedingte Ausgaben gewinnmindernd und damit steuermindernd geltend gemacht werden. (vgl. Becker 2017, S. 43 ff.) Da neben der garantierten Rückgabe auch keine Anzahlung nötig ist, kann man diesem interessanten Finanzierungsmodell eine leasingähnliche Stel-lung einräumen.

5.7 Betriebs- und Ausfallrisiken in der Praxis

In den folgenden Abschnitten werden die beiden wesentlichen Risiken, die sowohl beim Kauf sowie beim Leasing auftreten können, dargestellt.

5.7.1 Gap-Deckung

Bei einem Verkehrsunfall mit Totalschaden oder einem Autodiebstahl muss der Leasing- bzw. Kreditrestbetrag trotz Vollkaskoversicherung weitergezahlt werden. Diese häufig entstehende Differenz zwischen dem möglicherweise niedrigeren Wiederbeschaffungsbetrag, den die Vollkaskoversicherung zahlt und der Summe der offenen Leasingraten kann durch eine Gap-Deckung ausgeglichen werden. Diese Versicherung schützt den Leasingnehmer vor solchen unkalkulierbaren Folgekosten und schließt die Lücke zwischen dem Zeitwert des Fahrzeugs und dem Leasingrestbetrag. Die Gap-Deckung (engl. für "Lücke") ist eine spezielle Zusatzversicherung als Ergänzung zur Vollkaskoversicherung. In Leasingverträgen ist die Gap-Versicherung manchmal schon enthalten. (vgl. Kursawe, S., Krempel, A. 2018)

5.7.2 Ausfall der vertraglich vereinbarten Rückgabe

Wenn in einem Kauf- oder auch in einem Leasingvertrag eine garantierte Rückgabe mit einem KFZ-Händler vereinbart wurde, besteht für den Käufer bzw. Leasingnehmer immer auch ein nicht zu unterschätzendes Risiko des Ausfalls dieses Anspruches bei Insolvenz des KFZ-Händlers, was in letzter Zeit immer häufiger vorkommt. Der Insolvenzverwalter lehnt den Rückgabeanspruch ab. (vgl. Eckl-Dorna, W. 2020) Im Ergebnis bleibt dann der Käufer oder der Leasingnehmer auf dem schon drei oder mehr Jahre genutzten Auto sitzen und muss höchstwahrscheinlich eine Nachfinanzierung für den Kauf zum Restwert bei einer Bank abschließen.

Er wird es eventuell anderweitig mit einem hohen Preis- und bei Verkauf an Private auch mit o.g. Gewährleistungsrisiko (vgl. 6.2) verkaufen müssen. Die Alternative, es selbst weiter zu nutzen, wollte der Käufer bzw. Leasingnehmer wegen des steigenden Risikos von Reparatur- und Wartungskosten ursprünglich unbedingt vermeiden.

6 Diskussion

Leasing oder Kaufen sind die häufigsten Alternativen, die ambulanten Pflegediensten bei der Anschaffung von Fuhrpark zur Verfügung stehen. Beide Finanzierungsarten bringen nicht nur Vorteile, sondern zahlreiche und erhebliche Risiken mit sich, die über diverse Versicherungs- möglichkeiten (z.B. Gap-Versicherung) abgedeckt werden können.

Gerade die diversen speziellen Kauf- und Leasingangebote für ambulante Pflegedienste der Autohersteller und Leasinggesellschaften im Angebotssegment für gewerbliche Kunden, machen die Entscheidung nicht leicht. Bei der intensiven Betrachtung der Aspekte für Leasing oder Kauf auf Kredit wird deutlich, dass diese häufig im Widerspruch stehen. Die Vorteile des Leasings scheinen oftmals die Nachteile des Kaufs auf Kredit zu sein und umgekehrt. Während es z.B. beim Kauf von Dienst-KFZ von Vorteil ist, dass diese sich im Eigentum des Pflege- dienstes befinden und auf die damit mögliche längere Gesamtlaufzeit bei den aktuell extrem niedrigen Zinsen gerechnet, kostengünstiger als geleaste KFZ sind, steht dem allerdings die Gefahr von zu erwartenden höheren Reparaturkosten gegenüber. Beide Beschaffungsoptionen weisen einzeln betrachtet sehr günstige Aspekte auf, diese können jedoch, so wie im o.g. Bei- spiel, sowohl gewisse Risiken als auch Chancen mit sich bringen, die im Voraus für die gesamte Nutzungszeit bedacht werden müssen, wie z.B. die Bildung eine Reparaturrücklage oder der Liquiditätsrückfluss beim Verkauf.

Handelt es sich um einen ambulanten Pflegedienst, der z.B. gerade gegründet wird, wobei die Entwicklung und der Erfolg nicht von Anfang an einschätzbar sind sowie noch keine Rück- lagen vorhanden sein können, scheint das Leasing die bessere Variante zu sein, weil kein Ka- pital aufgebracht werden muss. Allerdings, um flexibel bei der Anlagezeit für den Fuhrpark zu bleiben, falls z.B. aufgrund des Pflegenotstands der Personalbedarf nicht gedeckt werden kann, ist eine vorfristige Beendigung eines Leasingvertrages meist nicht möglich.

Geht es bei der Anschaffung von Dienst-KFZ um ein etabliertes Unternehmen mit festem und zuverlässigem Pflegepersonal, dauerhaften Kunden und hohen Gewinnen kann auch der Kauf auf Kredit sinnvoll sein, da eine längere Nutzungszeit als beim Leasing zu geringeren

Gesamtkosten führt und beim Verkauf ein Liquiditätsrückfluss entsteht. Außerdem gibt es nur beim Kauf die steuerliche Möglichkeit der bilanziellen Abschreibung und somit eine steuerliche Ersparnis bei der Besteuerung des Betriebsgewinns.

7   Fazit und Ausblick

Eine erfolgreiche Entwicklung eines Pflegedienstunternehmens setzt eine passende Finanzierungsentscheidung voraus. Für diese Entscheidung sind stets die individuelle wirtschaftliche Situation des Unternehmens sowie seine geschäftlichen Interessen von Bedeutung. Vor diesem Hintergrund kann die Frage, ob ambulante Pflegedienste ihre Fahrzeuge kaufen oder leasen sollten, nicht pauschal beantwortet werden. Die zuvor dargestellten Aspekte können jedoch Hilfestellung für eine unternehmerisch vernünftige Entscheidung leisten.

Die bei der Gründung des Pflegedienstes getroffene Finanzierungsentscheidung hat maßgeblichen Einfluss auf eine erfolgreiche Unternehmensentwicklung. Inwieweit sich ein Unternehmen bei der Art der Finanzierung des Fuhrparks zugunsten des Kaufs auf Kredit oder des Leasings entscheidet, wird sich im Wesentlichen nach der absoluten Höhe der Aufwendungen sowie deren steuerlicher Absetzbarkeit der Leasingraten bzw. Kreditzinsen als Betriebsausgaben richten. Letztlich hängt die Entscheidung von den vorhandenen finanziellen Ressourcen ab und im Zusammenhang damit, welche Interessen das Unternehmen verfolgt. Am Ende wird die vermutlich günstigste und risikoärmste Variante gewählt.

In nächster Zeit wird es sicherlich einen Boom bei der Nachfrage nach kleinen Hybrid- oder Elektroautos geben. Diese Entwicklung wird auch für die mobilen Hilfsdienste aller Art und damit auch für die ambulanten Pflegedienste sehr interessant werden, da sie nur eine relativ geringe tägliche Fahrleistung benötigen und so exakt zu den Leistungen eines Elektrofahrzeugs passen. Eine staatliche Förderung federt zwar den deutlich höheren Verkaufspreis derzeit etwas ab, aber auch der Restpreis und damit die Finanzierungs- bzw. Leasingkosten sind noch erheblich höher als bei herkömmlichen benzin- oder dieselgetriebenen Fahrzeugen. Hinzu kommt bei den jetzt üblichen Konditionen für E-Autos meist noch die monatliche Miete für die Batterie von mindestens ca. 60,00 €. Allerdings ist die größere Attraktivität eines leisen und im CO_2-Ausstoß günstigen Fahrzeugs vermutlich schon jetzt ein interessanter Gesichtspunkt bei der Rekrutierung von neuen Pflegekräften. Über kurz oder lang wird ein moderner E-Fuhrpark auch bei der Marketingstrategie eine deutliche Abgrenzung möglich machen. Das Ziel ist immer, sich von anderen Pflegediensten abzuheben und so die Nachfrage potenzieller Kunden und Mitarbeiter des ambulanten Pflegedienstes positiv zu beeinflussen. Im innerstädtischen Bereich gibt es auch die Möglichkeit, ganz oder teilweise auf Elektrofahrräder umzusteigen, was bei einigen ambulanten Pflegediensten in Großstädten schon heute der Fall ist.

Literaturverzeichnis

Autozentren Preckel (2020): Firmenkunden – Gewerbekunden: Pflegedienste – Krankenpflege. Online verfügbar: https://www.autozentren-pa.de/preckel/firmenkunden-gewerbekunden/pflegedienste-krankenpflege.html, Zugriff: 28.01.2020

Bach, C. (2010): Leasing - eine Einführung. Norderstedt, Grin Verlag

Becker, M. (2017): Flottenkosten im Blick. In: Häusliche Pflege (05.2017). Online verfügbar unter: https://www.vincentz-wissen.de/zeitschriften/haeusliche_pflege--5.2017/flottenkosten_im_blick--HP__16c1863ce28a6c75d1217b90504079f95f6de468#; Zugriff: 02.02.2020

Binder, M. (o.J.): Was soll ich machen: Darlehen oder Leasing? Online verfügbar unter: https://finanzierung.gestalten.org/entscheidung-darlehen-oder-leasing.shtml, Zugriff: 02.05.2020

BGH, Urteil des VIII. Zivilsenats vom 13.7.2011 - VIII ZR 215/10

Bundesfinanzministerium (BFM) (2000): AfA-Tabelle für die allgemein verwendbaren Anlagegüter (AfA-Tabelle "AV") Online verfügbar unter: https://www.bundesfinanzministerium.de/Content/DE/Standardartikel/Themen/Steuern/Weitere_Steuerthemen/Betriebspruefung/AfA-Tabellen/Ergaenzende-AfA-Tabellen/AfA-Tabelle_AV.html, Zugriff: 02.05.2020

Bundesgesundheitsministerium (BGM) (2019): Zahlen und Fakten zur Pflegeversicherung. Online verfügbar unter: https://www.bundesgesundheitsministerium.de/fileadmin/Dateien/Downloads/Statistiken/Pflegeversicherung/Zahlen_und_Fakten/Zahlen-u-Fakten-zur-Pflegeversicherung_2019.pdf. Bundesgesundheitsministerium. Bonn, Zugriff: 06.02.2020

Bundesverband Deutscher Leasing-Unternehmen (BDL): Leasingvorteile. Online verfügbar unter: https://bdl.leasingverband.de/leasing/leasing-vorteile/, Zugriff: 11.02.2020

Bundesverband Deutscher Leasing-Unternehmen (BDL): Marktbedeutung. Online verfügbar unter: https://bdl.leasingverband.de/leasing/marktbedeutung/, Zugriff:12.02.2020

Bundesverband Deutscher Leasing-Unternehmen (BDL): Geschichte des Leasing. Online verfügbar unter: https://bdl.leasingverband.de/leasing/leasing-a-z/G/geschichte-des-leasing/, Zugriff:11.02.2020

Eckl-Dorna, W. (2020): in: Zeitschrift Manager-Magazin. Insolvenz des größten Hamburger Autohauses Wichert. Warum VW-Händler über Leasing-Diesel und E-Autos stürzen. Online verfügbar unter: https://www.manager-magazin.de/unternehmen/autoindustrie/auto-wichert-insolvenz-vw-haendler-stuerzen-ueber-leasing-diesel-elektroautos-a-1304894.html, Zugriff: 20.05.2020

Heyd/Nemet in: Westphalen, F. Graf von (Hrsg.) (2015): Der Leasingvertrag, B. Leasing im Bilanz- und Steuerrecht. Köln: Verlag Dr. Otto Schmidt.

Online verfügbar unter: https://www.-juris-de.proxy.ash.kobv.de/perma?d=samson-ovsWLST0000, Zugriff: 09.02.2020

Klunzinger, E. (2011) Einführung in das Bürgerliche Recht. München: Verlag Franz Vahlen

Kursawe, S., Krempel, A. 2018 in: Zeitschrift Finanztip: Neuwertentschädigung. Sonderfall Gap-Deckung. Online verfügbar unter: *https://www.finanztip.de/kfz-versicherung/neuwertentschaedigung/*, Zugriff: 20.05.2020

Langkamp, T. (2019): Skript Schuldrecht BT 1, Kaufrecht / Werkvertragsrecht Lehrbuch/Studienliteratur. Münster: Alpmann Schmidt

Nuri, M. (2016): Leasing oder Kredit — womit fährt die Praxis am besten? *DFZ* **60**, 38–39 (2016). Online verfügbar unter: https://doi.org/10.1007/s12614-016-6557-7, Zugriff: 28.01.2020

Palandt, O. (2020): Bürgerliches Gesetzbuch. Kommentar, 79. Auflage, München: Verlag C. H. Beck oHG

PEUGEOT (2020): Pflegedienstfahrzeuge. Online verfügbar unter: https://professional.peugeot.de/firmenwagen/pkw-branchenlosungen/pflegedienst-fahrzeuge-von-peugeot.html, Zugriff: 28.01.2020

Reuter, P. (2020): Was passt besser zu Ihnen: Leasing oder Finanzierung? Online verfügbar unter: https://www.finanzcheck.de/autokredit/leasing-oder-finanzierung/, Zugriff: 03.05.2020

SEAT (2020): Mobile Hilfsdienste: Pflegedienste und Hebammen. Online verfügbar unter: https://www.seat.de/seat-for-business/mobile-hilfsdienste.html, Zugriff: 28.01.2020

Weinhardt, C. (2015): Ein Überblick über die Besteuerung ambulanter Pflegedienste. Online verfügbar unter: https://www.iww.de/pfb/steuergestaltung/pflegedienste-ein-ueberblick-ueber-die-besteuerung-ambulanter-pflegedienste-f85881, Zugriff: 20.05.2020

Westphalen, F. von in: Westphalen, F. von (Hrsg.) (2015): Der Leasingvertrag, A. Rechtliche Qualifizierung von Leasingverträgen Rn 86 f. Köln: Verlag Dr. Otto Schmidt, Online verfügbar unter: https://www.-juris-de.proxy.ash.kobv.de/perma?d=samson-ovsWLST0000, Zugriff: 09.02.2020

Wawrik, P. (2018): Dienst-KFZ leasen oder kaufen? Das ist oft die Frage. Online verfügbar unter: https://wawrik-pflege-consulting.de/dienst-kfz-leasen-oder-kaufen-das-ist-oft-die-frage/, Zugriff: 02.05.2020

Treiber, A. (2015): Zur Umsatzsteuerbefreiung für Umsätze der ambulanten Pflege (40 %-Grenze des § 4 Nr. 16 Buchst. e UStG a.F.). Online verfügbar unter: https://www.haufe.de/finance/haufe-finance-office-premium/zur-umsatzsteuerbefreiung-fuer-umsaetze-der-ambulanten-pflege-40grenze-des4-nr16-buchste-ustg-af_idesk_PI20354_HI11211571.html, Zugriff: 02.05.2020

8 Anhang

8.1 Anhang 1: Sicherungsübereignung und Bürgschaftserklärung

Fahrzeug-Sicherungsübereignungsvertrag

Kreditnehmer:

(auch dann angeben, wenn er mit dem Sicherungsgeber identisch ist)

Sicherungsgeber:

Fahrzeugart Hersteller/Typ Amtliches Kennzeichen

Fahrzeug-Ident.-Nr. Tag der Erstzulassung

Zwischen dem Sicherungsgeber und der Bank wird Folgendes vereinbart:

1. Gegenstand der Sicherungsübereignung

(1) Der Sicherungsgeber übereignet hiermit der Bank das oben beschriebene Fahrzeug nebst gesamtem Zubehör (nachstehend "Sicherungsgut" genannt).

(2) Soweit der Sicherungsgeber Eigentum oder Miteigentum an dem Sicherungsgut hat oder dieses künftig erwirbt, überträgt er der Bank das Eigentum oder Miteigentum. Soweit der Sicherungsgeber das Anwartschaftsrecht auf Eigentumserwerb (aufschiebend bedingtes Eigentum) an dem von seinem Lieferanten unter Eigentumsvorbehalt gelieferten Sicherungsgut hat, überträgt er hiermit der Bank dieses Anwartschaftsrecht.

(3) Die Übergabe des Sicherungsgutes an die Bank wird dadurch ersetzt, dass die Bank dem Sicherungsgeber das Sicherungsgut leihweise überlässt. Soweit Dritte unmittelbaren Besitz am Sicherungsgut erlangen, tritt der Sicherungsgeber bereits jetzt seine bestehenden und künftigen Herausgabeansprüche an die Bank ab.

2. Sicherungszweck

Die Übereignung und Übertragung der sonstigen mit diesem Vertrag bestellten Rechte erfolgt zur Sicherung der Ansprüche der Bank gegen den Kreditnehmer aus dem nachstehend bezeichneten Kreditvertrag, und zwar auch dann, wenn die vereinbarte Kreditlaufzeit verlängert wird. Sollte der Vertrag nichtig sein, wirksam angefochten, widerrufen oder aufgehoben werden oder aus sonstigen Gründen unwirksam oder nicht vollziehbar sein, so sind auch alle hieraus resultierenden vertraglichen und gesetzlichen Ansprüche der Bank gegen den Kreditnehmer gesichert Bezeichnung der Forderungen der Bank gegen den Kreditnehmer.

3. Ablösung von Eigentumsvorbehalten

Der Sicherungsgeber ist verpflichtet, einen etwa bestehenden Eigentumsvorbehalt durch Zahlung des Kaufpreises zum Erlöschen zu bringen. Die Bank ist befugt, eine Kaufpreisrestschuld des Sicherungsgebers auf dessen Kosten an den Lieferanten zu zahlen.

4. Übergabe der Zulassungsbescheinigung

Für die Dauer des Eigentums der Bank übergibt der Sicherungsgeber dieser die über das Sicherungsgut ausgestellte Zulassungsbescheinigung Teil II (Fahrzeug-/Anhängerbrief).

5. Behandlung des Sicherungsgutes / Unterhaltungskosten

(1) Der Sicherungsgeber hat das Sicherungsgut in ordnungsgemäßem und betriebsfähigem Zustand zu halten und insbesondere die notwendigen Reparaturen sachgerecht durchführen zu lassen. Der Sicherungsgeber hat die Wartungs-, Pflege-, und Gebrauchsempfehlungen des Lieferanten bzw. Herstellers zu befolgen.

(2) Der Sicherungsgeber trägt alle das Sicherungsgut betreffenden Gefahren, Haftungen, Steuern, Abgaben und sonstigen Lasten, auch soweit sie aus dem Betrieb des Sicherungsgutes herrühren. Der Sicherungsgeber ist verpflichtet, die Bank von allen Verbindlichkeiten zu befreien, die ihr als Eigentümerin des Sicherungsgutes

etwa erwachsen sollten.

6. Versicherung des Sicherungsgutes / Abtretung der Versicherungsansprüche

(1) Der Sicherungsgeber verpflichtet sich, für das Sicherungsgut während der Dauer der Sicherungsübereignung eine Fahrzeugversicherung, insbesondere eine Fahrzeugvollkaskoversicherung zu unterhalten.

(2) Die Bank ist berechtigt, der Versicherungsgesellschaft unter Übersendung einer Kopie dieses Vertrages von dem Eigentumsübergang Mitteilung zu machen und zu ihren Gunsten einen Sicherungsschein für die Fahrzeugversicherung und/oder eine Bestätigung über das Bestehen der Haftpflichtversicherung zu beantragen. Wenn der Sicherungsgeber die Versicherung nicht oder nicht ausreichend bewirken sollte, darf die Bank dies auf Kosten des Sicherungsgebers tun.

(3) Der Sicherungsgeber tritt hiermit die ihm gegen die Versicherungsgesellschaft zustehenden gegenwärtigen und künftigen Ansprüche aus der Fahrzeugversicherung an die Bank ab. Weiterhin tritt der Sicherungsgeber hiermit an die Bank alle Schadensersatzansprüche ab, die ihm im Falle einer Beschädigung des Sicherungsgutes durch Dritte gegen diese bzw. deren Haftpflichtversicherer zustehen werden.

7. Ersatzteile und Zubehör

Später ausgebaute Teile bleiben bis zu dem Zeitpunkt im Eigentum der Bank, in dem sie durch gleichwertige Teile ersetzt sind; hinzuerworbene Bestandteile und Zubehörstücke gehen mit der Einbringung in das Eigentum der Bank über und werden dem Sicherungsgeber gleichfalls zur leihweisen Benutzung überlassen.

8. Informationspflichten des Sicherungsgebers

(1) Der Sicherungsgeber hat der Bank unverzüglich anzuzeigen, wenn die Rechte der Bank an dem Sicherungsgut durch Pfändung oder sonstige Maßnahmen Dritter beeinträchtigt oder gefährdet werden sollten, und zwar unter Übersendung einer Abschrift des Pfändungsprotokolls sowie aller sonstigen zu einem Widerspruch gegen die Pfändung erforderlichen Schriftstücke. Außerdem hat der Sicherungsgeber den Pfändungsgläubiger oder sonstige Dritte unverzüglich in Textform vom Eigentumsrecht der Bank in Kenntnis zu setzen.

(2) Auch von sonstigen, das Sicherungsgut betreffenden Ereignissen, insbesondere von Schadensfällen, hat der Sicherungsgeber der Bank unverzüglich Mitteilung zu machen.

9. Standort des Sicherungsgutes / Prüfungsrecht der Bank

Der Sicherungsgeber verpflichtet sich, der Bank den Standort des Sicherungsgutes bekannt zu geben, sofern sie es verlangt. Die Bank ist berechtigt, insoweit alle Prüfungen vorzunehmen.

10. Nachweis der Mietzahlungen

Soweit das Sicherungsgut in gemieteten Räumen abgestellt wird, hat der Sicherungsgeber auf Verlangen der Bank den Nachweis zu erbringen, dass die Mieten für diese Räume jeweils bezahlt sind.

11. Übereignungsanzeige

Die Bank ist berechtigt, die Übereignung der zuständigen Kraftfahrzeugzulassungsstelle anzuzeigen.

12. Herausgabe des Sicherungsgutes an die Bank

Die Bank ist zur Wahrung ihrer berechtigten Belange befugt, die Herausgabe des Sicherungsgutes zu verlangen, wenn der Sicherungsgeber erheblich gegen die Pflicht zur sorgfältigen Behandlung des Sicherungsgutes verstößt. Dies gilt auch, wenn der Sicherungsgeber seine Zahlungen eingestellt oder die Eröffnung eines gerichtlichen Insolvenzverfahrens über sein Vermögen beantragt hat. Die Bank darf die Herausgabe des Sicherungsgutes ferner verlangen, wenn sie gemäß Nr. 13 Abs. 1 wegen des Zahlungsverzuges des Kreditnehmers zur Verwertung des Sicherungsgutes befugt ist.

13. Verwertungsrecht der Bank

(1) Die Bank ist berechtigt, das Sicherungsgut zu verwerten, wenn der Kreditnehmer mit fälligen Zahlungen auf die gesicherten Forderungen in Verzug ist.

(2) Die Verwertung wird die Bank dem Sicherungsgeber mit einer Frist von mindestens einer Woche androhen, wenn der Abschluss dieses Vertrages ein beiderseitiges Handelsgeschäft ist. Stellt dieser Vertragsabschluss kein beiderseitiges Handelsgeschäft dar, beträgt die Frist mindestens einen Monat. In der Androhung wird die Bank den Betrag bezeichnen, wegen dessen die Verwertung erfolgen soll.

(3) Die Bank darf das Sicherungsgut auch durch freihändigen Verkauf im eigenen Namen oder im Namen des Sicherungsgebers veräußern. Sie wird auf die berechtigten Belange des Sicherungsgebers Rücksicht nehmen. Sie kann auch von dem Sicherungsgeber verlangen, dass dieser nach ihren Weisungen das Sicherungsgut bestmöglich verwertet oder bei der Verwertung mitwirkt, wobei insbesondere die jeweils geltenden steuerrechtlichen Regelungen zu beachten sind. Der Sicherungsgeber hat alles bei der Verwertung des Sicherungsgutes Erlangte unverzüglich an die Bank herauszugeben.

14. Rückübertragung

Nach Befriedigung der durch diesen Vertrag gesicherten Ansprüche hat die Bank an den Sicherungsgeber die mit dieser Vereinbarung übertragenen Sicherheiten zurück zu übertragen und einen etwaigen Übererlös aus einer Verwertung herauszugeben. Die Bank wird jedoch diese Sicherheiten einem Dritten übertragen, falls sie hierzu verpflichtet ist; dies ist z. B. dann der Fall, wenn der Sicherungsgeber zugleich der Kreditnehmer ist und ein Bürge die Bank befriedigt hat.

15. Rechtswirksamkeit

Sollte eine Bestimmung dieses Vertrages nicht rechtswirksam sein oder nicht durchgeführt werden, so wird dadurch die Gültigkeit des übrigen Inhaltes nicht berührt.

Ort/Datum

Der Sicherungsgeber:

Ort/Datum

Selbstschuldnerische Höchstbetragsbürgschaft
zur Sicherung aller Ansprüche aus der Geschäftsverbindung

Name und Anschrift des/der Bürgen:

Name und Anschrift des/der Hauptschuldner(s) - nachfolgend »**Hauptschuldner**« genannt –

Höchstbetrag der Bürgschaft in Worten:

Ich/Wir - nachfolgend »**Bürge**« genannt - übernehme(n) hiermit

die selbstschuldnerische Bürgschaft bis zum angegebenen Höchstbetrag

für alle bestehenden, künftigen und bedingten Ansprüche, die der Bank mit ihren sämtlichen in- und ausländischen Geschäftsstellen aus der bankmäßigen Geschäftsverbindung gegen den Hauptschuldner zustehen.

1. Umfang der Bürgschaft

Der Bürge haftet aus dieser Bürgschaft insgesamt nur bis zum obengenannten Höchstbetrag, und zwar auch dann, wenn er die Bürgschaft für mehrere Hauptschuldner übernimmt.

2. Fortbestand der Bürgschaft

Die Bürgschaft bleibt über eine Beendigung der Geschäftsverbindung hinaus solange bestehen, bis alle durch diese Bürgschaft gesicherten Ansprüche der Bank endgültig erfüllt sind; sie erlischt insbesondere nicht, wenn der Hauptschuldner die durch die Bürgschaft gesicherten Ansprüche vorübergehend zurückführt.

3. Verzicht auf Einreden

(1) Der Bürge kann die Befriedigung der Bank nicht unter Berufung darauf verweigern, dass die Bank zunächst im Wege der Zwangsvollstreckung gegen den Hauptschuldner vorzugehen hat (Verzicht auf die Einrede der Vorausklage gemäß § 771 BGB). Die Bank ist ferner nicht verpflichtet, vor einer Inanspruchnahme des Bürgen gegen den Hauptschuldner gerichtlich vorzugehen oder ihr gestellte Sicherheiten zu verwerten.

(2) Der Bürge kann sich nur dann darauf berufen, dass die Bank ihre Ansprüche durch Aufrechnung gegen eine fällige Forderung des Hauptschuldners befriedigen kann (Einrede der Aufrechenbarkeit gemäß § 770 Abs. 2 BGB), wenn die Gegenforderung des Hauptschuldners unbestritten oder rechtskräftig festgestellt ist.

4. Übergang von Sicherheiten

(1) Vor vollständiger Erfüllung der Bürgschaftsschuld hat der Bürge keinen Anspruch auf Übertragung von Sicherheiten, die der Bank zur Sicherung der verbürgten Ansprüche bestellt worden sind.

(2) Soweit Sicherheiten kraft Gesetzes auf den Bürgen übergehen (z.B. Pfandrechte), bleibt es jedoch bei der gesetzlichen Regelung. Wenn die Ansprüche der Bank den obengenannten Höchstbetrag übersteigen und die kraft Gesetzes auf den Bürgen übergehenden Sicherheiten auch zur Sicherung des nicht verbürgten Teils der Ansprüche dienen, so steht hierfür der Bank gegenüber dem Bürgen ein vorrangiges Befriedigungsrecht zu.

5. Haftung mehrerer Bürgen

(1) Haben sich mehrere Bürgen in gesonderten Bürgschaftsurkunden für dieselben Verbindlichkeiten des Hauptschuldners verbürgt, haftet jeder einzelne Bürge – im Verhältnis zur Bank unter Ausschluss eines Gesamtschuldverhältnisses – ungeachtet etwaiger Zahlungen eines anderen Bürgen auf den vollen Betrag der von ihm übernommenen Bürgschaft, und zwar solange, bis alle von ihm verbürgten Ansprüche der Bank vollständig erfüllt sind.

(2) Haben sich mehrere Bürgen in dieser Urkunde verbürgt, haften sie gegenüber der Bank als Gesamtschuldner. Dies bedeutet, dass die Bank den oben vereinbarten Höchstbetrag von jedem einzelnen Bürgen ganz oder teilweise fordern kann, insgesamt jedoch nicht mehr als diesen Betrag.

(3) Ein Bürge wird von seiner Bürgschaftsverpflichtung nicht frei, wenn die Bank andere Bürgen aus der Haftung entlässt.

(4) Ausgleichsansprüche eines in Anspruch genommenen Bürgen gegen die anderen Bürgen werden durch die vorstehende Regelung nicht berührt.

6. Zusätzliche Bürgschaftserklärungen

Die Bürgschaft gilt zusätzlich zu etwaigen weiteren vom Bürgen abgegebenen Bürgschaftserklärungen.

7. Freigabe von Sicherheiten

Der Bürge wird von seiner Bürgschaftsverpflichtung nicht frei, wenn die Bank Verfügungen über Gegenstände zulässt, die dem Pfandrecht aufgrund der Allgemeinen Geschäftsbedingungen der Bank unterliegen und dies im Rahmen der ordnungsgemäßen Durchführung der Geschäftsverbindung zum Hauptschuldner geschieht.

8. Recht des Bürgen zur Kündigung der Bürgschaft

(1) Ordentliche Kündigung

Der Bürge kann die Bürgschaft nach Ablauf eines Jahres ab dem Zeitpunkt ihrer Übernahme nach Maßgabe der nachfolgenden Bestimmungen in Textform ordentlich kündigen. Die Kündigung wird erst mit einer Frist von drei Monaten nach dem Eingang bei der Bank wirksam -

nachfolgend »**Wirksamwerden der Kündigung**« genannt -.

(2) Ausnahmen

Das ordentliche Kündigungsrecht besteht nicht, sofern die Bürgschaft zeitlich befristet oder gegenständlich beschränkt ist oder soweit sie Kredite mit fest vereinbarter Laufzeit absichert.

(3) Inanspruchnahmen und Kreditzusagen bis zum Wirksamwerden der Kündigung

Der Bürge haftet auch für Inanspruchnahmen verbürgter und vor Eingang der Kündigung zugesagter Kredite oder Kreditlinien, die nach Eingang der Kündigung, aber vor deren Wirksamwerden erfolgen. Die Bürgschaft erstreckt sich jedoch in keinem Fall auf Kredite, die nach Eingang der Kündigung zugesagt werden.

(4) Außerordentliche Kündigung

Das Recht zur Kündigung aus wichtigem Grund bleibt unberührt.

(5) Rechtsfolgen nach Wirksamwerden der Kündigung

Die Haftung des Bürgen besteht auch nach Wirksamwerden der Kündigung fort, beschränkt sich jedoch auf den Bestand der verbürgten Ansprüche, der zum Zeitpunkt des Wirksamwerdens der Kündigung vorhanden war - nachfolgend »**Tagessaldo**« genannt -. Alle Zahlungen – gleich welcher Art –, die zugunsten des Hauptschuldners nach Wirksamwerden der Kündigung eingehen und für die keine abweichende Tilgungsbestimmung getroffen worden ist, werden zunächst auf denjenigen Teil der Ansprüche angerechnet, der bei Wirksamwerden der Kündigung nicht durch die Bürgschaft gesichert ist. Weitere Zahlungseingänge führen zu einer Ermäßigung der Bürgschaftsschuld, es sei denn, es handelt sich um einen Kredit in laufender Rechnung / eine eingeräumte Kontoüberziehung. In diesem Falle ermäßigt sich die fortbestehende Haftung des Bürgen in Höhe des Tagessaldos nur insofern, als sich bei einem der nachfolgenden Rechnungsabschlüsse ein geringerer Schuldsaldo ergibt. Kann ein durch die Bürgschaft abgesicherter Kredit (auch) dadurch in Anspruch genommen werden, dass sich die Bank im Auftrag des Hauptschuldners Dritten gegenüber verpflichtet, für die Verbindlichkeiten des Hauptschuldners einzustehen, zum Beispiel durch Übernahme einer Bürgschaft, einer Garantie oder eines Akkreditivs, und bestehen bei Wirksamwerden der Kündigung Dritten gegenüber solche Einstandspflichten der Bank, so haftet der Bürge auch für die daraus entstehenden Ansprüche der Bank gegen den Hauptschuldner. Die Regelungen dieser Bürgschaft gelten bis zum vollständigen Ausgleich der verbürgten Verbindlichkeiten des Hauptschuldners weiter.

9. Verjährung

Die Ansprüche aus der Bürgschaft verjähren nach Ablauf von fünf Jahren beginnend mit dem Ende des Jahres, in dem diese Ansprüche fällig werden.

10. Offenlegung der wirtschaftlichen Verhältnisse

Der Bürge verpflichtet sich, der Bank seine wirtschaftlichen Verhältnisse bei Eingehung und – auf Verlangen der Bank – auch während der Laufzeit der Bürgschaft, insbesondere durch Nachweis seiner Einkommens- und Vermögensverhältnisse (inklusive Verbindlichkeiten) sowie Vorlage seiner jeweiligen Jahresabschlüsse - sofern solche erstellt werden – offen zu legen.

11. Datenübermittlung an die SCHUFA und Befreiung vom Bankgeheimnis

Im Rahmen dieser Klausel bezeichnet der Begriff »**Kunde**« den Bürgen.

Die Bank übermittelt im Rahmen dieses Vertragsverhältnisses erhobene personenbezogene Daten über die Beantragung, die Durchführung und Beendigung dieser Geschäftsbeziehung sowie Daten über nicht vertragsgemäßes Verhalten oder betrügerisches Verhalten an die SCHUFA Holding AG, Kormoranweg 5, 65201 Wiesbaden.

Rechtsgrundlagen dieser Übermittlungen sind Artikel 6 Absatz 1 Buchstabe b und Artikel 6 Absatz 1 Buchstabe f der Datenschutz-Grundverordnung (DS-GVO). Übermittlungen auf der Grundlage von Artikel 6 Absatz 1 Buchstabe f DS-GVO dürfen nur erfolgen, soweit dies zur Wahrung berechtigter Interessen der Bank oder Dritter erforderlich ist und nicht die Interessen oder Grundrechte und Grundfreiheiten der betroffenen Person, die den Schutz personenbezogener Daten erfordern, überwiegen. Der Datenaustausch mit der SCHUFA dient auch der Erfüllung gesetzlicher Pflichten zur Durchführung von Kreditwürdigkeitsprüfungen von Kunden (§ 505a des Bürgerlichen Gesetzbuches, § 18a des Kreditwesengesetzes).

Der Kunde befreit die Bank insoweit auch vom Bankgeheimnis.

Die SCHUFA verarbeitet die erhaltenen Daten und verwendet sie auch zum Zwecke der Profilbildung (Scoring), um ihren Vertragspartnern im Europäischen Wirtschaftsraum und in der Schweiz sowie ggf. weiteren Drittländern (sofern zu diesen ein Angemessenheitsbeschluss der Europäischen Kommission besteht) Informationen unter anderem zur Beurteilung der Kreditwürdigkeit von natürlichen Personen zu geben. Nähere Informationen zur Tätigkeit der SCHUFA können dem SCHUFA-Informationsblatt entnommen oder online unter www.schufa.de/datenschutz eingesehen werden.

12. Verschiedenes

(1) Sollten einzelne Bestimmungen dieser Bürgschaft ganz oder teilweise – aus welchen Gründen auch immer – nichtig oder unwirksam oder undurchführbar sein oder werden, so bleiben die übrigen Bestimmungen dieser Bürgschaft hiervon unberührt.

(2) Der Bürge verzichtet auf den Zugang der Annahme dieser Bürgschaft.

[(3) Mit Wirksamwerden dieser Bürgschaft ist die bestehende Bürgschaft vom …‹ über …› erledigt.]›

13. Anwendbares Recht

Diese Bürgschaft sowie alle außervertraglichen Rechte und Pflichten im Zusammenhang hiermit unterliegen deutschem Recht.

_____

Ort Datum Unterschrift des/der Bürgen

Interne Vermerke der Bank Fil.-/Stamm-Nr./U Kto.

☐ Die Bürgschaft wurde in den Geschäftsräumen der Bank unterzeichnet.

Unterschrift und Vertretungsbefugnis geprüft:

_____

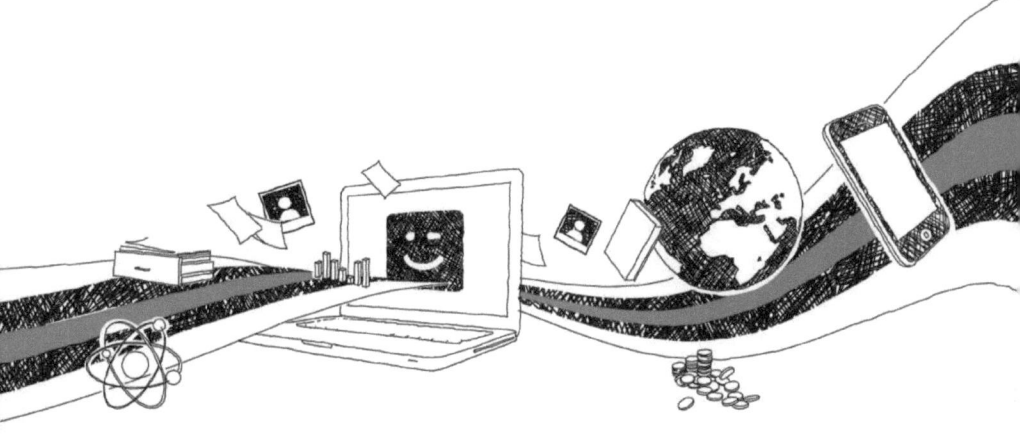
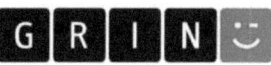